EIGENTÜMERDETAILS

Name:

E-Mail-Addresse:

Telefon:

Notfallkontaktperson:

LOGBUCHDETAILS

Startdatum protokollieren:

Enddatum protokollieren:

Ziele für heute_____ Ⓜ Ⓓ Ⓜ Ⓓ Ⓕ Ⓢ Ⓢ

Fokus auf
Muskelgruppe ——————— Gewicht _____ Datum/Zeit_____

Strecken ◯ Sich warm laufen _____

Krafttraining

Übung	Satz	1	2	3	4	5	6	7
	Wiederholungen							
	Gewicht							
	Wiederholungen							
	Gewicht							
	Wiederholungen							
	Gewicht							
	Wiederholungen							
	Gewicht							
	Wiederholungen							
	Gewicht							
	Wiederholungen							
	Gewicht							
	Wiederholungen							
	Gewicht							
	Wiederholungen							
	Gewicht							

Herz

Übung

	Kalorien	Distanz	Zeit

Wasseraufnahme _____

Abkühlen _____

Gefühl ☆☆☆☆☆

Anmerkungen

Ziele für heute _____ (M) (D) (M) (D) (F) (S) (S)

Fokus auf
Muskelgruppe _____ Gewicht _____ Datum/Zeit_____

Strecken ◯ Sich warm laufen _____

Krafttraining

Übung	Satz	1	2	3	4	5	6	7
	Wiederholungen							
	Gewicht							
	Wiederholungen							
	Gewicht							
	Wiederholungen							
	Gewicht							
	Wiederholungen							
	Gewicht							
	Wiederholungen							
	Gewicht							
	Wiederholungen							
	Gewicht							
	Wiederholungen							
	Gewicht							
	Wiederholungen							
	Gewicht							

Herz

Übung	Kalorien	Distanz	Zeit

Wasseraufnahme _____

Abkühlen _____

Gefühl ☆☆☆☆☆

Anmerkungen

Ziele für heute_____ Ⓜ Ⓓ Ⓜ Ⓓ Ⓕ Ⓢ Ⓢ

Fokus auf
Muskelgruppe _____Gewicht _____Datum/Zeit_____
Strecken ◯ Sich warm laufen _____

Krafttraining

Übung	Satz	1	2	3	4	5	6	7
	Wiederholungen							
	Gewicht							
	Wiederholungen							
	Gewicht							
	Wiederholungen							
	Gewicht							
	Wiederholungen							
	Gewicht							
	Wiederholungen							
	Gewicht							
	Wiederholungen							
	Gewicht							
	Wiederholungen							
	Gewicht							
	Wiederholungen							
	Gewicht							

Herz

Übung	Kalorien	Distanz	Zeit

Wasseraufnahme _____

Abkühlen _____

Gefühl ☆☆☆☆☆

Anmerkungen

Ziele für heute _____ Ⓜ Ⓓ Ⓜ Ⓓ Ⓕ Ⓢ Ⓢ

Fokus auf
Muskelgruppe _____ Gewicht _____ Datum/Zeit _____

Strecken ◯ Sich warm laufen _____

Krafttraining

Übung	Satz	1	2	3	4	5	6	7
	Wiederholungen							
	Gewicht							
	Wiederholungen							
	Gewicht							
	Wiederholungen							
	Gewicht							
	Wiederholungen							
	Gewicht							
	Wiederholungen							
	Gewicht							
	Wiederholungen							
	Gewicht							
	Wiederholungen							
	Gewicht							
	Wiederholungen							
	Gewicht							

Herz

Übung	Kalorien	Distanz	Zeit

Wasseraufnahme _____

Abkühlen _____

Gefühl ☆☆☆☆☆

Anmerkungen

Ziele für heute_____ Ⓜ Ⓓ Ⓜ Ⓓ Ⓕ Ⓢ Ⓢ

Fokus auf
Muskelgruppe ———————Gewicht ————Datum/Zeit————
Strecken ◯ Sich warm laufen _____

Krafttraining

Übung	Satz	1	2	3	4	5	6	7
	Wiederholungen							
	Gewicht							
	Wiederholungen							
	Gewicht							
	Wiederholungen							
	Gewicht							
	Wiederholungen							
	Gewicht							
	Wiederholungen							
	Gewicht							
	Wiederholungen							
	Gewicht							
	Wiederholungen							
	Gewicht							
	Wiederholungen							
	Gewicht							

Herz

Übung	Kalorien	Distanz	Zeit

Wasseraufnahme _____

Abkühlen _____

Gefühl ☆☆☆☆☆

Anmerkungen

Ziele für heute _____ Ⓜ Ⓓ Ⓜ Ⓓ Ⓕ Ⓢ Ⓢ

Fokus auf Muskelgruppe _____ Gewicht _____ Datum/Zeit _____

Strecken ◯ Sich warm laufen _____

Krafttraining

Übung	Satz	1	2	3	4	5	6	7
	Wiederholungen							
	Gewicht							
	Wiederholungen							
	Gewicht							
	Wiederholungen							
	Gewicht							
	Wiederholungen							
	Gewicht							
	Wiederholungen							
	Gewicht							
	Wiederholungen							
	Gewicht							
	Wiederholungen							
	Gewicht							
	Wiederholungen							
	Gewicht							

Herz

Übung	Kalorien	Distanz	Zeit

Wasseraufnahme _____

Abkühlen _____

Gefühl ☆☆☆☆☆

Anmerkungen

Ziele für heute_____   (M) (D) (M) (D) (F) (S) (S)

Fokus auf
Muskelgruppe _____Gewicht _____Datum/Zeit_____

Strecken ◯ Sich warm laufen _____

Krafttraining

Übung	Satz	1	2	3	4	5	6	7
	Wiederholungen							
	Gewicht							
	Wiederholungen							
	Gewicht							
	Wiederholungen							
	Gewicht							
	Wiederholungen							
	Gewicht							
	Wiederholungen							
	Gewicht							
	Wiederholungen							
	Gewicht							
	Wiederholungen							
	Gewicht							
	Wiederholungen							
	Gewicht							

Herz

Übung	Kalorien	Distanz	Zeit

Wasseraufnahme _____

Abkühlen _____

Gefühl ☆☆☆☆☆

Anmerkungen

Ziele für heute _____ Ⓜ Ⓓ Ⓜ Ⓓ Ⓕ Ⓢ Ⓢ

Fokus auf
Muskelgruppe _____ Gewicht _____ Datum/Zeit _____
Strecken ◯ Sich warm laufen _____

Krafttraining

Übung	Satz	1	2	3	4	5	6	7
	Wiederholungen							
	Gewicht							
	Wiederholungen							
	Gewicht							
	Wiederholungen							
	Gewicht							
	Wiederholungen							
	Gewicht							
	Wiederholungen							
	Gewicht							
	Wiederholungen							
	Gewicht							
	Wiederholungen							
	Gewicht							
	Wiederholungen							
	Gewicht							

Herz

Übung	Kalorien	Distanz	Zeit

Wasseraufnahme _____

Abkühlen _____

Gefühl ☆☆☆☆☆

Anmerkungen

Ziele für heute _____ Ⓜ Ⓓ Ⓜ Ⓓ Ⓕ Ⓢ Ⓢ

Fokus auf
Muskelgruppe _____ Gewicht _____ Datum/Zeit_____

Strecken ◯ Sich warm laufen _____

Krafttraining

Übung	Satz	1	2	3	4	5	6	7
	Wiederholungen							
	Gewicht							
	Wiederholungen							
	Gewicht							
	Wiederholungen							
	Gewicht							
	Wiederholungen							
	Gewicht							
	Wiederholungen							
	Gewicht							
	Wiederholungen							
	Gewicht							
	Wiederholungen							
	Gewicht							
	Wiederholungen							
	Gewicht							

Herz

Übung

	Kalorien	Distanz	Zeit

Wasseraufnahme _____

Abkühlen _____

Gefühl ☆☆☆☆☆

Anmerkungen

Ziele für heute _____ Ⓜ Ⓓ Ⓜ Ⓓ Ⓕ Ⓢ Ⓢ

Fokus auf
Muskelgruppe _____ Gewicht _____ Datum/Zeit_____
Strecken ◯ Sich warm laufen _____

Krafttraining

Übung	Satz	1	2	3	4	5	6	7
	Wiederholungen							
	Gewicht							
	Wiederholungen							
	Gewicht							
	Wiederholungen							
	Gewicht							
	Wiederholungen							
	Gewicht							
	Wiederholungen							
	Gewicht							
	Wiederholungen							
	Gewicht							
	Wiederholungen							
	Gewicht							
	Wiederholungen							
	Gewicht							

Herz

Übung	Kalorien	Distanz	Zeit

Wasseraufnahme _____

Abkühlen _____

Gefühl ☆☆☆☆☆

Anmerkungen

Ziele für heute _____ (M) (D) (M) (D) (F) (S) (S)

Fokus auf
Muskelgruppe _____ Gewicht _____ Datum/Zeit _____

Strecken ○ Sich warm laufen _____

Krafttraining

Übung	Satz	1	2	3	4	5	6	7
	Wiederholungen							
	Gewicht							
	Wiederholungen							
	Gewicht							
	Wiederholungen							
	Gewicht							
	Wiederholungen							
	Gewicht							
	Wiederholungen							
	Gewicht							
	Wiederholungen							
	Gewicht							
	Wiederholungen							
	Gewicht							
	Wiederholungen							
	Gewicht							

Herz

Übung	Kalorien	Distanz	Zeit

Wasseraufnahme _____

Abkühlen _____

Gefühl ☆☆☆☆☆

Anmerkungen

Ziele für heute _____ Ⓜ Ⓓ Ⓜ Ⓓ Ⓕ Ⓢ Ⓢ

Fokus auf
Muskelgruppe _____ Gewicht _____ Datum/Zeit _____

Strecken ◯ Sich warm laufen _____

Krafttraining

Übung	Satz	1	2	3	4	5	6	7
	Wiederholungen							
	Gewicht							
	Wiederholungen							
	Gewicht							
	Wiederholungen							
	Gewicht							
	Wiederholungen							
	Gewicht							
	Wiederholungen							
	Gewicht							
	Wiederholungen							
	Gewicht							
	Wiederholungen							
	Gewicht							
	Wiederholungen							
	Gewicht							

Herz

Übung	Kalorien	Distanz	Zeit

Wasseraufnahme _____

Abkühlen _____

Gefühl ☆☆☆☆☆

Anmerkungen

Ziele für heute_____ Ⓜ Ⓓ Ⓜ Ⓓ Ⓕ Ⓢ Ⓢ

Fokus auf
Muskelgruppe _____ Gewicht _____ Datum/Zeit_____
Strecken ◯ Sich warm laufen _____

Krafttraining

Übung	Satz	1	2	3	4	5	6	7
	Wiederholungen							
	Gewicht							
	Wiederholungen							
	Gewicht							
	Wiederholungen							
	Gewicht							
	Wiederholungen							
	Gewicht							
	Wiederholungen							
	Gewicht							
	Wiederholungen							
	Gewicht							
	Wiederholungen							
	Gewicht							
	Wiederholungen							
	Gewicht							

Herz

Übung	Kalorien	Distanz	Zeit

Wasseraufnahme _____

Abkühlen _____

Gefühl ☆☆☆☆☆

Anmerkungen

Ziele für heute _____ (M) (D) (M) (D) (F) (S) (S)

Fokus auf
Muskelgruppe _____ Gewicht _____ Datum/Zeit _____

Strecken ◯ Sich warm laufen _____

Krafttraining

Übung	Satz	1	2	3	4	5	6	7
	Wiederholungen							
	Gewicht							
	Wiederholungen							
	Gewicht							
	Wiederholungen							
	Gewicht							
	Wiederholungen							
	Gewicht							
	Wiederholungen							
	Gewicht							
	Wiederholungen							
	Gewicht							
	Wiederholungen							
	Gewicht							
	Wiederholungen							
	Gewicht							

Herz

Übung	Kalorien	Distanz	Zeit

Wasseraufnahme _____

Abkühlen _____

Gefühl ☆☆☆☆☆

Anmerkungen

Ziele für heute _____ Ⓜ Ⓓ Ⓜ Ⓓ Ⓕ Ⓢ Ⓢ

Fokus auf
Muskelgruppe _____ Gewicht _____ Datum/Zeit_____
Strecken ◯ Sich warm laufen _____

Krafttraining

Übung	Satz	1	2	3	4	5	6	7
	Wiederholungen							
	Gewicht							
	Wiederholungen							
	Gewicht							
	Wiederholungen							
	Gewicht							
	Wiederholungen							
	Gewicht							
	Wiederholungen							
	Gewicht							
	Wiederholungen							
	Gewicht							
	Wiederholungen							
	Gewicht							
	Wiederholungen							
	Gewicht							

Herz

Übung	Kalorien	Distanz	Zeit

Wasseraufnahme _____

Abkühlen _____

Gefühl ☆☆☆☆☆

Anmerkungen

Ziele für heute _____ Ⓜ Ⓓ Ⓜ Ⓓ Ⓕ Ⓢ Ⓢ

Fokus auf
Muskelgruppe _____ Gewicht _____ Datum/Zeit _____

Strecken ◯ Sich warm laufen _____

Krafttraining

Übung	Satz	1	2	3	4	5	6	7
	Wiederholungen							
	Gewicht							
	Wiederholungen							
	Gewicht							
	Wiederholungen							
	Gewicht							
	Wiederholungen							
	Gewicht							
	Wiederholungen							
	Gewicht							
	Wiederholungen							
	Gewicht							
	Wiederholungen							
	Gewicht							
	Wiederholungen							
	Gewicht							

Herz

Übung	Kalorien	Distanz	Zeit

Wasseraufnahme _____

Abkühlen _____

Gefühl ☆☆☆☆☆

Anmerkungen

Ziele für heute _____ (M) (D) (M) (D) (F) (S) (S)

Fokus auf
Muskelgruppe _____ Gewicht _____ Datum/Zeit _____

Strecken ◯ Sich warm laufen _____

Krafttraining

Übung	Satz	1	2	3	4	5	6	7
	Wiederholungen							
	Gewicht							
	Wiederholungen							
	Gewicht							
	Wiederholungen							
	Gewicht							
	Wiederholungen							
	Gewicht							
	Wiederholungen							
	Gewicht							
	Wiederholungen							
	Gewicht							
	Wiederholungen							
	Gewicht							
	Wiederholungen							
	Gewicht							

Herz

Übung	Kalorien	Distanz	Zeit

Wasseraufnahme _____

Abkühlen _____

Gefühl ☆☆☆☆☆

Anmerkungen

Ziele für heute _____ Ⓜ Ⓓ Ⓜ Ⓓ Ⓕ Ⓢ Ⓢ

Fokus auf
Muskelgruppe _____ Gewicht _____ Datum/Zeit _____

Strecken ◯ Sich warm laufen _____

Krafttraining

Übung	Satz	1	2	3	4	5	6	7
	Wiederholungen							
	Gewicht							
	Wiederholungen							
	Gewicht							
	Wiederholungen							
	Gewicht							
	Wiederholungen							
	Gewicht							
	Wiederholungen							
	Gewicht							
	Wiederholungen							
	Gewicht							
	Wiederholungen							
	Gewicht							
	Wiederholungen							
	Gewicht							

Herz

Übung	Kalorien	Distanz	Zeit

Wasseraufnahme _____

Abkühlen _____

Gefühl ☆☆☆☆☆

Anmerkungen

Ziele für heute _____ Ⓜ Ⓓ Ⓜ Ⓓ Ⓕ Ⓢ Ⓢ

Fokus auf
Muskelgruppe _____ Gewicht _____ Datum/Zeit_____
Strecken ◯ Sich warm laufen _____

Krafttraining

Übung	Satz	1	2	3	4	5	6	7
	Wiederholungen							
	Gewicht							
	Wiederholungen							
	Gewicht							
	Wiederholungen							
	Gewicht							
	Wiederholungen							
	Gewicht							
	Wiederholungen							
	Gewicht							
	Wiederholungen							
	Gewicht							
	Wiederholungen							
	Gewicht							
	Wiederholungen							
	Gewicht							

Herz

Übung	Kalorien	Distanz	Zeit

Wasseraufnahme _____

Abkühlen _____

Gefühl ☆☆☆☆☆

Anmerkungen

Ziele für heute _____ Ⓜ Ⓓ Ⓜ Ⓓ Ⓕ Ⓢ Ⓢ

Fokus auf
Muskelgruppe _____ Gewicht _____ Datum/Zeit_____
Strecken ◯ Sich warm laufen _____

Krafttraining

Übung	Satz	1	2	3	4	5	6	7
	Wiederholungen							
	Gewicht							
	Wiederholungen							
	Gewicht							
	Wiederholungen							
	Gewicht							
	Wiederholungen							
	Gewicht							
	Wiederholungen							
	Gewicht							
	Wiederholungen							
	Gewicht							
	Wiederholungen							
	Gewicht							
	Wiederholungen							
	Gewicht							

Herz

Übung	Kalorien	Distanz	Zeit

Wasseraufnahme _____

Abkühlen _____

Gefühl ☆☆☆☆☆

Anmerkungen

Ziele für heute _____   (M) (D) (M) (D) (F) (S) (S)

Fokus auf
Muskelgruppe _____ Gewicht _____ Datum/Zeit _____

Strecken ◯ Sich warm laufen _____

Krafttraining

Übung	Satz	1	2	3	4	5	6	7
	Wiederholungen							
	Gewicht							
	Wiederholungen							
	Gewicht							
	Wiederholungen							
	Gewicht							
	Wiederholungen							
	Gewicht							
	Wiederholungen							
	Gewicht							
	Wiederholungen							
	Gewicht							
	Wiederholungen							
	Gewicht							
	Wiederholungen							
	Gewicht							

Herz

Übung

	Kalorien	Distanz	Zeit

Wasseraufnahme _____

Abkühlen _____

Gefühl ☆☆☆☆☆

Anmerkungen

Ziele für heute _____ Ⓜ Ⓓ Ⓜ Ⓓ Ⓕ Ⓢ Ⓢ

Fokus auf
Muskelgruppe _____ Gewicht _____Datum/Zeit_____

Strecken ◯ Sich warm laufen _____

Krafttraining

Übung	Satz	1	2	3	4	5	6	7
	Wiederholungen							
	Gewicht							
	Wiederholungen							
	Gewicht							
	Wiederholungen							
	Gewicht							
	Wiederholungen							
	Gewicht							
	Wiederholungen							
	Gewicht							
	Wiederholungen							
	Gewicht							
	Wiederholungen							
	Gewicht							
	Wiederholungen							
	Gewicht							

Herz

Übung	Kalorien	Distanz	Zeit

Wasseraufnahme _____

Abkühlen _____

Gefühl ☆☆☆☆☆

Anmerkungen

Ziele für heute _____ (M) (D) (M) (D) (F) (S) (S)

Fokus auf
Muskelgruppe _____ Gewicht _____ Datum/Zeit_____
Strecken ◯ Sich warm laufen _____

Krafttraining

Übung	Satz	1	2	3	4	5	6	7
	Wiederholungen							
	Gewicht							
	Wiederholungen							
	Gewicht							
	Wiederholungen							
	Gewicht							
	Wiederholungen							
	Gewicht							
	Wiederholungen							
	Gewicht							
	Wiederholungen							
	Gewicht							
	Wiederholungen							
	Gewicht							
	Wiederholungen							
	Gewicht							

Herz

Übung	Kalorien	Distanz	Zeit

Wasseraufnahme _____

Abkühlen _____

Gefühl ☆☆☆☆☆

Anmerkungen

Ziele für heute _____   (M) (D) (M) (D) (F) (S) (S)

Fokus auf
Muskelgruppe _____ Gewicht _____ Datum/Zeit _____

Strecken ◯ Sich warm laufen _____

Krafttraining

Übung	Satz	1	2	3	4	5	6	7
	Wiederholungen							
	Gewicht							
	Wiederholungen							
	Gewicht							
	Wiederholungen							
	Gewicht							
	Wiederholungen							
	Gewicht							
	Wiederholungen							
	Gewicht							
	Wiederholungen							
	Gewicht							
	Wiederholungen							
	Gewicht							
	Wiederholungen							
	Gewicht							

Herz

Übung	Kalorien	Distanz	Zeit

Wasseraufnahme _____

Abkühlen _____

Gefühl ☆☆☆☆☆

Anmerkungen

Ziele für heute _____ (M) (D) (M) (D) (F) (S) (S)

Fokus auf
Muskelgruppe _____ Gewicht _____ Datum/Zeit _____
Strecken ◯ Sich warm laufen _____

Krafttraining

Übung	Satz	1	2	3	4	5	6	7
	Wiederholungen							
	Gewicht							
	Wiederholungen							
	Gewicht							
	Wiederholungen							
	Gewicht							
	Wiederholungen							
	Gewicht							
	Wiederholungen							
	Gewicht							
	Wiederholungen							
	Gewicht							
	Wiederholungen							
	Gewicht							
	Wiederholungen							
	Gewicht							

Herz

Übung	Kalorien	Distanz	Zeit

Wasseraufnahme _____

Abkühlen _____

Gefühl ☆☆☆☆☆

Anmerkungen

Ziele für heute _____ Ⓜ Ⓓ Ⓜ Ⓓ Ⓕ Ⓢ Ⓢ

Fokus auf
Muskelgruppe _____ Gewicht _____ Datum/Zeit_____

Strecken ◯ Sich warm laufen _____

Krafttraining

Übung	Satz	1	2	3	4	5	6	7
	Wiederholungen							
	Gewicht							
	Wiederholungen							
	Gewicht							
	Wiederholungen							
	Gewicht							
	Wiederholungen							
	Gewicht							
	Wiederholungen							
	Gewicht							
	Wiederholungen							
	Gewicht							
	Wiederholungen							
	Gewicht							
	Wiederholungen							
	Gewicht							

Herz

Übung	Kalorien	Distanz	Zeit

Wasseraufnahme _____

Abkühlen _____

Gefühl ☆☆☆☆☆

Anmerkungen

Ziele für heute _____ (M) (D) (M) (D) (F) (S) (S)

Fokus auf
Muskelgruppe _____ Gewicht _____ Datum/Zeit_____
Strecken ◯ Sich warm laufen _____

Krafttraining

Übung	Satz	1	2	3	4	5	6	7
	Wiederholungen							
	Gewicht							
	Wiederholungen							
	Gewicht							
	Wiederholungen							
	Gewicht							
	Wiederholungen							
	Gewicht							
	Wiederholungen							
	Gewicht							
	Wiederholungen							
	Gewicht							
	Wiederholungen							
	Gewicht							
	Wiederholungen							
	Gewicht							

Herz

Übung	Kalorien	Distanz	Zeit

Wasseraufnahme _____

Abkühlen _____

Gefühl ☆☆☆☆☆

Anmerkungen

Ziele für heute _____ Ⓜ Ⓓ Ⓜ Ⓓ Ⓕ Ⓢ Ⓢ

Fokus auf
Muskelgruppe _____ Gewicht _____ Datum/Zeit _____

Strecken ◯ Sich warm laufen _____

Krafttraining

Übung	Satz	1	2	3	4	5	6	7
	Wiederholungen							
	Gewicht							
	Wiederholungen							
	Gewicht							
	Wiederholungen							
	Gewicht							
	Wiederholungen							
	Gewicht							
	Wiederholungen							
	Gewicht							
	Wiederholungen							
	Gewicht							
	Wiederholungen							
	Gewicht							
	Wiederholungen							
	Gewicht							

Herz

Übung	Kalorien	Distanz	Zeit

Wasseraufnahme _____

Abkühlen _____

Gefühl ☆☆☆☆☆

Anmerkungen

Ziele für heute _____ Ⓜ Ⓓ Ⓜ Ⓓ Ⓕ Ⓢ Ⓢ

Fokus auf
Muskelgruppe _____ Gewicht _____ Datum/Zeit_____

Strecken ◯ Sich warm laufen _____

Krafttraining

Übung	Satz	1	2	3	4	5	6	7
	Wiederholungen							
	Gewicht							
	Wiederholungen							
	Gewicht							
	Wiederholungen							
	Gewicht							
	Wiederholungen							
	Gewicht							
	Wiederholungen							
	Gewicht							
	Wiederholungen							
	Gewicht							
	Wiederholungen							
	Gewicht							
	Wiederholungen							
	Gewicht							

Herz

Übung	Kalorien	Distanz	Zeit

Wasseraufnahme _____

Abkühlen _____

Gefühl ☆☆☆☆☆

Anmerkungen

Ziele für heute _____ Ⓜ Ⓓ Ⓜ Ⓓ Ⓕ Ⓢ Ⓢ

Fokus auf
Muskelgruppe _____ Gewicht _____ Datum/Zeit _____

Strecken ◯ Sich warm laufen _____

Krafttraining

Übung	Satz	1	2	3	4	5	6	7
	Wiederholungen							
	Gewicht							
	Wiederholungen							
	Gewicht							
	Wiederholungen							
	Gewicht							
	Wiederholungen							
	Gewicht							
	Wiederholungen							
	Gewicht							
	Wiederholungen							
	Gewicht							
	Wiederholungen							
	Gewicht							
	Wiederholungen							
	Gewicht							

Herz

Übung	Kalorien	Distanz	Zeit

Wasseraufnahme _____

Abkühlen _____

Gefühl ☆☆☆☆☆

Anmerkungen

Ziele für heute_____ (M) (D) (M) (D) (F) (S) (S)

Fokus auf
Muskelgruppe _____ Gewicht _____ Datum/Zeit _____

Strecken ◯ Sich warm laufen _____

Krafttraining

Übung	Satz	1	2	3	4	5	6	7
	Wiederholungen							
	Gewicht							
	Wiederholungen							
	Gewicht							
	Wiederholungen							
	Gewicht							
	Wiederholungen							
	Gewicht							
	Wiederholungen							
	Gewicht							
	Wiederholungen							
	Gewicht							
	Wiederholungen							
	Gewicht							
	Wiederholungen							
	Gewicht							

Herz

Übung	Kalorien	Distanz	Zeit

Wasseraufnahme _____

Abkühlen _____

Gefühl ☆☆☆☆☆

Anmerkungen

Ziele für heute _____ Ⓜ Ⓓ Ⓜ Ⓓ Ⓕ Ⓢ Ⓢ

Fokus auf
Muskelgruppe _____ Gewicht _____ Datum/Zeit _____

Strecken ◯ Sich warm laufen _____

Krafttraining

Übung	Satz	1	2	3	4	5	6	7
	Wiederholungen							
	Gewicht							
	Wiederholungen							
	Gewicht							
	Wiederholungen							
	Gewicht							
	Wiederholungen							
	Gewicht							
	Wiederholungen							
	Gewicht							
	Wiederholungen							
	Gewicht							
	Wiederholungen							
	Gewicht							
	Wiederholungen							
	Gewicht							

Herz

Übung	Kalorien	Distanz	Zeit

Wasseraufnahme _____

Abkühlen _____

Gefühl ☆☆☆☆☆

Anmerkungen

Ziele für heute _____ Ⓜ Ⓓ Ⓜ Ⓓ Ⓕ Ⓢ Ⓢ

Fokus auf
Muskelgruppe _____ Gewicht _____ Datum/Zeit_____

Strecken ◯ Sich warm laufen _____

Krafttraining

Übung	Satz	1	2	3	4	5	6	7
	Wiederholungen							
	Gewicht							
	Wiederholungen							
	Gewicht							
	Wiederholungen							
	Gewicht							
	Wiederholungen							
	Gewicht							
	Wiederholungen							
	Gewicht							
	Wiederholungen							
	Gewicht							
	Wiederholungen							
	Gewicht							
	Wiederholungen							
	Gewicht							

Herz

Übung	Kalorien	Distanz	Zeit

Wasseraufnahme _____

Abkühlen _____

Gefühl ☆☆☆☆☆

Anmerkungen

Ziele für heute _____ (M) (D) (M) (D) (F) (S) (S)

Fokus auf _____ Gewicht _____ Datum/Zeit _____
Muskelgruppe

Strecken ◯ Sich warm laufen _____

Krafttraining

Übung	Satz	1	2	3	4	5	6	7
	Wiederholungen							
	Gewicht							
	Wiederholungen							
	Gewicht							
	Wiederholungen							
	Gewicht							
	Wiederholungen							
	Gewicht							
	Wiederholungen							
	Gewicht							
	Wiederholungen							
	Gewicht							
	Wiederholungen							
	Gewicht							
	Wiederholungen							
	Gewicht							

Herz

Übung	Kalorien	Distanz	Zeit

Wasseraufnahme _____

Abkühlen _____

Gefühl ☆☆☆☆☆

Anmerkungen

Ziele für heute _____ (M) (D) (M) (D) (F) (S) (S)

Fokus auf
Muskelgruppe _____ Gewicht _____ Datum/Zeit _____
Strecken ◯ Sich warm laufen _____

Krafttraining

Übung	Satz	1	2	3	4	5	6	7
	Wiederholungen							
	Gewicht							
	Wiederholungen							
	Gewicht							
	Wiederholungen							
	Gewicht							
	Wiederholungen							
	Gewicht							
	Wiederholungen							
	Gewicht							
	Wiederholungen							
	Gewicht							
	Wiederholungen							
	Gewicht							
	Wiederholungen							
	Gewicht							

Herz

Übung	Kalorien	Distanz	Zeit

Wasseraufnahme _____

Abkühlen _____

Gefühl ☆☆☆☆☆

Anmerkungen

Ziele für heute _____ Ⓜ Ⓓ Ⓜ Ⓓ Ⓕ Ⓢ Ⓢ

Fokus auf Muskelgruppe _____ Gewicht _____ Datum/Zeit _____

Strecken ◯ Sich warm laufen _____

Krafttraining

Übung	Satz	1	2	3	4	5	6	7
	Wiederholungen							
	Gewicht							
	Wiederholungen							
	Gewicht							
	Wiederholungen							
	Gewicht							
	Wiederholungen							
	Gewicht							
	Wiederholungen							
	Gewicht							
	Wiederholungen							
	Gewicht							
	Wiederholungen							
	Gewicht							
	Wiederholungen							
	Gewicht							

Herz

Übung	Kalorien	Distanz	Zeit

Wasseraufnahme _____

Abkühlen _____

Gefühl ☆☆☆☆☆

Anmerkungen

Ziele für heute _____ Ⓜ Ⓓ Ⓜ Ⓓ Ⓕ Ⓢ Ⓢ

Fokus auf
Muskelgruppe _____ Gewicht _____ Datum/Zeit _____

Strecken ◯ Sich warm laufen _____

Krafttraining

Übung	Satz	1	2	3	4	5	6	7
	Wiederholungen							
	Gewicht							
	Wiederholungen							
	Gewicht							
	Wiederholungen							
	Gewicht							
	Wiederholungen							
	Gewicht							
	Wiederholungen							
	Gewicht							
	Wiederholungen							
	Gewicht							
	Wiederholungen							
	Gewicht							
	Wiederholungen							
	Gewicht							

Herz

Übung	Kalorien	Distanz	Zeit

Wasseraufnahme _____

Abkühlen _____

Gefühl ☆☆☆☆☆

Anmerkungen

Ziele für heute _____ (M) (D) (M) (D) (F) (S) (S)

Fokus auf
Muskelgruppe _____ Gewicht _____ Datum/Zeit_____

Strecken ◯ Sich warm laufen _____

Krafttraining

Übung	Satz	1	2	3	4	5	6	7
	Wiederholungen							
	Gewicht							
	Wiederholungen							
	Gewicht							
	Wiederholungen							
	Gewicht							
	Wiederholungen							
	Gewicht							
	Wiederholungen							
	Gewicht							
	Wiederholungen							
	Gewicht							
	Wiederholungen							
	Gewicht							
	Wiederholungen							
	Gewicht							

Herz

Übung	Kalorien	Distanz	Zeit

Wasseraufnahme _____

Abkühlen _____

Gefühl ☆☆☆☆☆

Anmerkungen

```



```

Ziele für heute_____ Ⓜ Ⓓ Ⓜ Ⓓ Ⓕ Ⓢ Ⓢ

Fokus auf
Muskelgruppe ——————Gewicht _____Datum/Zeit_____
Strecken ◯ Sich warm laufen _____

Krafttraining

Übung	Satz	1	2	3	4	5	6	7
	Wiederholungen							
	Gewicht							
	Wiederholungen							
	Gewicht							
	Wiederholungen							
	Gewicht							
	Wiederholungen							
	Gewicht							
	Wiederholungen							
	Gewicht							
	Wiederholungen							
	Gewicht							
	Wiederholungen							
	Gewicht							
	Wiederholungen							
	Gewicht							

Herz

Übung	Kalorien	Distanz	Zeit

Wasseraufnahme _____

Abkühlen _____

Gefühl ☆☆☆☆☆

Anmerkungen

Ziele für heute _____ Ⓜ Ⓓ Ⓜ Ⓓ Ⓕ Ⓢ Ⓢ

Fokus auf
Muskelgruppe _____ Gewicht _____ Datum/Zeit _____
Strecken ◯ Sich warm laufen _____

Krafttraining

Übung	Satz	1	2	3	4	5	6	7
	Wiederholungen							
	Gewicht							
	Wiederholungen							
	Gewicht							
	Wiederholungen							
	Gewicht							
	Wiederholungen							
	Gewicht							
	Wiederholungen							
	Gewicht							
	Wiederholungen							
	Gewicht							
	Wiederholungen							
	Gewicht							
	Wiederholungen							
	Gewicht							

Herz

Übung	Kalorien	Distanz	Zeit

Wasseraufnahme _____

Abkühlen _____

Gefühl ☆☆☆☆☆

Anmerkungen

Ziele für heute _____ (M) (D) (M) (D) (F) (S) (S)

Fokus auf
Muskelgruppe _____ Gewicht _____ Datum/Zeit_____
Strecken ◯ Sich warm laufen _____

Krafttraining

Übung	Satz	1	2	3	4	5	6	7
	Wiederholungen							
	Gewicht							
	Wiederholungen							
	Gewicht							
	Wiederholungen							
	Gewicht							
	Wiederholungen							
	Gewicht							
	Wiederholungen							
	Gewicht							
	Wiederholungen							
	Gewicht							
	Wiederholungen							
	Gewicht							
	Wiederholungen							
	Gewicht							

Herz

Übung	Kalorien	Distanz	Zeit

Wasseraufnahme _____

Abkühlen _____

Gefühl ☆☆☆☆☆

Anmerkungen

Ziele für heute _____ Ⓜ Ⓓ Ⓜ Ⓓ Ⓕ Ⓢ Ⓢ

Fokus auf
Muskelgruppe _____ Gewicht _____ Datum/Zeit _____
Strecken ◯ Sich warm laufen _____

Krafttraining

Übung	Satz	1	2	3	4	5	6	7
	Wiederholungen							
	Gewicht							
	Wiederholungen							
	Gewicht							
	Wiederholungen							
	Gewicht							
	Wiederholungen							
	Gewicht							
	Wiederholungen							
	Gewicht							
	Wiederholungen							
	Gewicht							
	Wiederholungen							
	Gewicht							
	Wiederholungen							
	Gewicht							

Herz

Übung	Kalorien	Distanz	Zeit

Wasseraufnahme _____

Abkühlen _____

Gefühl ☆☆☆☆☆

Anmerkungen

Ziele für heute _____ Ⓜ Ⓓ Ⓜ Ⓓ Ⓕ Ⓢ Ⓢ

Fokus auf
Muskelgruppe _____ Gewicht _____ Datum/Zeit_____
Strecken ◯ Sich warm laufen _____

Krafttraining

Übung	Satz	1	2	3	4	5	6	7
	Wiederholungen							
	Gewicht							
	Wiederholungen							
	Gewicht							
	Wiederholungen							
	Gewicht							
	Wiederholungen							
	Gewicht							
	Wiederholungen							
	Gewicht							
	Wiederholungen							
	Gewicht							
	Wiederholungen							
	Gewicht							
	Wiederholungen							
	Gewicht							

Herz

Übung	Kalorien	Distanz	Zeit

Wasseraufnahme _____

Abkühlen _____

Gefühl ☆☆☆☆☆

Anmerkungen

Ziele für heute _____ Ⓜ Ⓓ Ⓜ Ⓓ Ⓕ Ⓢ Ⓢ

Fokus auf
Muskelgruppe _____ Gewicht _____ Datum/Zeit_____

Strecken ◯ Sich warm laufen _____

Krafttraining

Übung	Satz	1	2	3	4	5	6	7
	Wiederholungen							
	Gewicht							
	Wiederholungen							
	Gewicht							
	Wiederholungen							
	Gewicht							
	Wiederholungen							
	Gewicht							
	Wiederholungen							
	Gewicht							
	Wiederholungen							
	Gewicht							
	Wiederholungen							
	Gewicht							
	Wiederholungen							
	Gewicht							

Herz

Übung	Kalorien	Distanz	Zeit

Wasseraufnahme _____

Abkühlen _____

Gefühl ☆☆☆☆☆

Anmerkungen

Ziele für heute _____ (M) (D) (M) (D) (F) (S) (S)

Fokus auf
Muskelgruppe _____ Gewicht _____ Datum/Zeit _____

Strecken ◯ Sich warm laufen _____

Krafttraining

Übung	Satz	1	2	3	4	5	6	7
	Wiederholungen							
	Gewicht							
	Wiederholungen							
	Gewicht							
	Wiederholungen							
	Gewicht							
	Wiederholungen							
	Gewicht							
	Wiederholungen							
	Gewicht							
	Wiederholungen							
	Gewicht							
	Wiederholungen							
	Gewicht							
	Wiederholungen							
	Gewicht							

Herz

Übung	Kalorien	Distanz	Zeit

Wasseraufnahme _____

Abkühlen _____

Gefühl ☆☆☆☆☆

Anmerkungen

Ziele für heute _____ M D M D F S S

Fokus auf
Muskelgruppe _____ Gewicht _____ Datum/Zeit_____
Strecken ◯ Sich warm laufen _____

Krafttraining

Übung	Satz	1	2	3	4	5	6	7
	Wiederholungen							
	Gewicht							
	Wiederholungen							
	Gewicht							
	Wiederholungen							
	Gewicht							
	Wiederholungen							
	Gewicht							
	Wiederholungen							
	Gewicht							
	Wiederholungen							
	Gewicht							
	Wiederholungen							
	Gewicht							
	Wiederholungen							
	Gewicht							

Herz

Übung	Kalorien	Distanz	Zeit

Wasseraufnahme _____

Abkühlen _____

Gefühl ☆☆☆☆☆

Anmerkungen

Ziele für heute_____ (M) (D) (M) (D) (F) (S) (S)

Fokus auf
Muskelgruppe _____ Gewicht _____ Datum/Zeit_____
Strecken ◯ Sich warm laufen _____

Krafttraining

Übung	Satz	1	2	3	4	5	6	7
	Wiederholungen							
	Gewicht							
	Wiederholungen							
	Gewicht							
	Wiederholungen							
	Gewicht							
	Wiederholungen							
	Gewicht							
	Wiederholungen							
	Gewicht							
	Wiederholungen							
	Gewicht							
	Wiederholungen							
	Gewicht							
	Wiederholungen							
	Gewicht							

Herz

Übung	Kalorien	Distanz	Zeit

Wasseraufnahme _____

Abkühlen _____

Gefühl ☆☆☆☆☆

Anmerkungen

Ziele für heute _____ Ⓜ Ⓓ Ⓜ Ⓓ Ⓕ Ⓢ Ⓢ

Fokus auf
Muskelgruppe _____ Gewicht _____ Datum/Zeit _____
Strecken ◯ Sich warm laufen _____

Krafttraining

Übung	Satz	1	2	3	4	5	6	7
	Wiederholungen							
	Gewicht							
	Wiederholungen							
	Gewicht							
	Wiederholungen							
	Gewicht							
	Wiederholungen							
	Gewicht							
	Wiederholungen							
	Gewicht							
	Wiederholungen							
	Gewicht							
	Wiederholungen							
	Gewicht							
	Wiederholungen							
	Gewicht							

Herz

Übung	Kalorien	Distanz	Zeit

Wasseraufnahme _____

Abkühlen _____

Gefühl ☆☆☆☆☆

Anmerkungen

Ziele für heute _____ Ⓜ Ⓓ Ⓜ Ⓓ Ⓕ Ⓢ Ⓢ

Fokus auf
Muskelgruppe _____ Gewicht _____ Datum/Zeit _____

Strecken ◯ Sich warm laufen _____

Krafttraining

Übung	Satz	1	2	3	4	5	6	7
	Wiederholungen							
	Gewicht							
	Wiederholungen							
	Gewicht							
	Wiederholungen							
	Gewicht							
	Wiederholungen							
	Gewicht							
	Wiederholungen							
	Gewicht							
	Wiederholungen							
	Gewicht							
	Wiederholungen							
	Gewicht							
	Wiederholungen							
	Gewicht							

Herz

Übung	Kalorien	Distanz	Zeit

Wasseraufnahme _____

Abkühlen _____

Gefühl ☆☆☆☆☆

Anmerkungen

Ziele für heute _____ Ⓜ Ⓓ Ⓜ Ⓓ Ⓕ Ⓢ Ⓢ

Fokus auf
Muskelgruppe _____ Gewicht _____ Datum/Zeit_____

Strecken ◯ Sich warm laufen _____

Krafttraining

Übung	Satz	1	2	3	4	5	6	7
	Wiederholungen							
	Gewicht							
	Wiederholungen							
	Gewicht							
	Wiederholungen							
	Gewicht							
	Wiederholungen							
	Gewicht							
	Wiederholungen							
	Gewicht							
	Wiederholungen							
	Gewicht							
	Wiederholungen							
	Gewicht							
	Wiederholungen							
	Gewicht							

Herz

Übung	Kalorien	Distanz	Zeit

Wasseraufnahme _____

Abkühlen _____

Gefühl ☆☆☆☆☆

Anmerkungen

Ziele für heute _____ Ⓜ Ⓓ Ⓜ Ⓓ Ⓕ Ⓢ Ⓢ

Fokus auf
Muskelgruppe _____ Gewicht _____ Datum/Zeit _____

Strecken ◯ Sich warm laufen _____

Krafttraining

Übung	Satz	1	2	3	4	5	6	7
	Wiederholungen							
	Gewicht							
	Wiederholungen							
	Gewicht							
	Wiederholungen							
	Gewicht							
	Wiederholungen							
	Gewicht							
	Wiederholungen							
	Gewicht							
	Wiederholungen							
	Gewicht							
	Wiederholungen							
	Gewicht							
	Wiederholungen							
	Gewicht							

Herz

Übung	Kalorien	Distanz	Zeit

Wasseraufnahme _____

Abkühlen _____

Gefühl ☆☆☆☆☆

Anmerkungen

Ziele für heute _____ Ⓜ Ⓓ Ⓜ Ⓓ Ⓕ Ⓢ Ⓢ

Fokus auf
Muskelgruppe _____ Gewicht _____ Datum/Zeit _____
Strecken ◯ Sich warm laufen _____

Krafttraining

Übung	Satz	1	2	3	4	5	6	7
	Wiederholungen							
	Gewicht							
	Wiederholungen							
	Gewicht							
	Wiederholungen							
	Gewicht							
	Wiederholungen							
	Gewicht							
	Wiederholungen							
	Gewicht							
	Wiederholungen							
	Gewicht							
	Wiederholungen							
	Gewicht							
	Wiederholungen							
	Gewicht							

Herz

Übung	Kalorien	Distanz	Zeit

Wasseraufnahme _____

Abkühlen _____

Gefühl ☆☆☆☆☆

Anmerkungen

Ziele für heute _____ Ⓜ Ⓓ Ⓜ Ⓓ Ⓕ Ⓢ Ⓢ

Fokus auf
Muskelgruppe _____ Gewicht _____ Datum/Zeit _____

Strecken ◯ Sich warm laufen _____

Krafttraining

Übung	Satz	1	2	3	4	5	6	7
	Wiederholungen							
	Gewicht							
	Wiederholungen							
	Gewicht							
	Wiederholungen							
	Gewicht							
	Wiederholungen							
	Gewicht							
	Wiederholungen							
	Gewicht							
	Wiederholungen							
	Gewicht							
	Wiederholungen							
	Gewicht							
	Wiederholungen							
	Gewicht							

Herz

Übung	Kalorien	Distanz	Zeit

Wasseraufnahme _____

Abkühlen _____

Gefühl ☆☆☆☆☆

Anmerkungen

Ziele für heute _____ (M) (D) (M) (D) (F) (S) (S)

Fokus auf Muskelgruppe _____ Gewicht _____ Datum/Zeit _____

Strecken ◯ Sich warm laufen _____

Krafttraining

Übung	Satz	1	2	3	4	5	6	7
	Wiederholungen							
	Gewicht							
	Wiederholungen							
	Gewicht							
	Wiederholungen							
	Gewicht							
	Wiederholungen							
	Gewicht							
	Wiederholungen							
	Gewicht							
	Wiederholungen							
	Gewicht							
	Wiederholungen							
	Gewicht							
	Wiederholungen							
	Gewicht							

Herz

Übung	Kalorien	Distanz	Zeit

Wasseraufnahme _____

Abkühlen _____

Gefühl ☆☆☆☆☆

Anmerkungen

Ziele für heute_____ (M) (D) (M) (D) (F) (S) (S)

Fokus auf
Muskelgruppe _____Gewicht _____Datum/Zeit_____

Strecken ◯ Sich warm laufen _____

Krafttraining

Übung	Satz	1	2	3	4	5	6	7
	Wiederholungen							
	Gewicht							
	Wiederholungen							
	Gewicht							
	Wiederholungen							
	Gewicht							
	Wiederholungen							
	Gewicht							
	Wiederholungen							
	Gewicht							
	Wiederholungen							
	Gewicht							
	Wiederholungen							
	Gewicht							
	Wiederholungen							
	Gewicht							

Herz

Übung	Kalorien	Distanz	Zeit

Wasseraufnahme _____

Abkühlen _____

Gefühl ☆☆☆☆☆

Anmerkungen

Ziele für heute _____ (M) (D) (M) (D) (F) (S) (S)

Fokus auf
Muskelgruppe _____ Gewicht _____ Datum/Zeit _____

Strecken ◯ Sich warm laufen _____

Krafttraining

Übung	Satz	1	2	3	4	5	6	7
	Wiederholungen							
	Gewicht							
	Wiederholungen							
	Gewicht							
	Wiederholungen							
	Gewicht							
	Wiederholungen							
	Gewicht							
	Wiederholungen							
	Gewicht							
	Wiederholungen							
	Gewicht							
	Wiederholungen							
	Gewicht							
	Wiederholungen							
	Gewicht							

Herz

Übung	Kalorien	Distanz	Zeit

Wasseraufnahme _____

Abkühlen _____

Gefühl ☆☆☆☆☆

Anmerkungen

Ziele für heute _____ Ⓜ Ⓓ Ⓜ Ⓓ Ⓕ Ⓢ Ⓢ

Fokus auf
Muskelgruppe _____ Gewicht _____ Datum/Zeit _____
Strecken ◯ Sich warm laufen _____

Krafttraining

Übung	Satz	1	2	3	4	5	6	7
	Wiederholungen							
	Gewicht							
	Wiederholungen							
	Gewicht							
	Wiederholungen							
	Gewicht							
	Wiederholungen							
	Gewicht							
	Wiederholungen							
	Gewicht							
	Wiederholungen							
	Gewicht							
	Wiederholungen							
	Gewicht							
	Wiederholungen							
	Gewicht							

Herz

Übung	Kalorien	Distanz	Zeit

Wasseraufnahme _____

Abkühlen _____

Gefühl ☆☆☆☆☆

Anmerkungen

Ziele für heute _____ Ⓜ Ⓓ Ⓜ Ⓓ Ⓕ Ⓢ Ⓢ

Fokus auf
Muskelgruppe _____ Gewicht _____ Datum/Zeit _____
Strecken ◯ Sich warm laufen _____

Krafttraining

Übung	Satz	1	2	3	4	5	6	7
	Wiederholungen							
	Gewicht							
	Wiederholungen							
	Gewicht							
	Wiederholungen							
	Gewicht							
	Wiederholungen							
	Gewicht							
	Wiederholungen							
	Gewicht							
	Wiederholungen							
	Gewicht							
	Wiederholungen							
	Gewicht							
	Wiederholungen							
	Gewicht							

Herz

Übung	Kalorien	Distanz	Zeit

Wasseraufnahme _____

Abkühlen _____

Gefühl ☆☆☆☆☆

Anmerkungen

Ziele für heute _____ Ⓜ Ⓓ Ⓜ Ⓓ Ⓕ Ⓢ Ⓢ

Fokus auf
Muskelgruppe _____ Gewicht _____ Datum/Zeit _____
Strecken ◯ Sich warm laufen _____

Krafttraining

Übung	Satz	1	2	3	4	5	6	7
	Wiederholungen							
	Gewicht							
	Wiederholungen							
	Gewicht							
	Wiederholungen							
	Gewicht							
	Wiederholungen							
	Gewicht							
	Wiederholungen							
	Gewicht							
	Wiederholungen							
	Gewicht							
	Wiederholungen							
	Gewicht							
	Wiederholungen							
	Gewicht							

Herz

Übung	Kalorien	Distanz	Zeit

Wasseraufnahme _____

Abkühlen _____

Gefühl ☆☆☆☆☆

Anmerkungen

Ziele für heute _____ Ⓜ Ⓓ Ⓜ Ⓓ Ⓕ Ⓢ Ⓢ

Fokus auf
Muskelgruppe _____ Gewicht _____ Datum/Zeit _____

Strecken ◯ Sich warm laufen _____

Krafttraining

Übung	Satz	1	2	3	4	5	6	7
	Wiederholungen							
	Gewicht							
	Wiederholungen							
	Gewicht							
	Wiederholungen							
	Gewicht							
	Wiederholungen							
	Gewicht							
	Wiederholungen							
	Gewicht							
	Wiederholungen							
	Gewicht							
	Wiederholungen							
	Gewicht							
	Wiederholungen							
	Gewicht							

Herz

Übung	Kalorien	Distanz	Zeit

Wasseraufnahme _____

Abkühlen _____

Gefühl ☆☆☆☆☆

Anmerkungen

Ziele für heute_____ Ⓜ Ⓓ Ⓜ Ⓓ Ⓕ Ⓢ Ⓢ

Fokus auf
Muskelgruppe _____Gewicht _____Datum/Zeit_____

Strecken ◯ Sich warm laufen _____

Krafttraining

Übung	Satz	1	2	3	4	5	6	7
	Wiederholungen							
	Gewicht							
	Wiederholungen							
	Gewicht							
	Wiederholungen							
	Gewicht							
	Wiederholungen							
	Gewicht							
	Wiederholungen							
	Gewicht							
	Wiederholungen							
	Gewicht							
	Wiederholungen							
	Gewicht							
	Wiederholungen							
	Gewicht							

Herz

Übung	Kalorien	Distanz	Zeit

Wasseraufnahme _____

Abkühlen _____

Gefühl ☆☆☆☆☆

Anmerkungen

Ziele für heute _____ Ⓜ Ⓓ Ⓜ Ⓓ Ⓕ Ⓢ Ⓢ

Fokus auf
Muskelgruppe _____ Gewicht _____ Datum/Zeit_____

Strecken ◯ Sich warm laufen _____

Krafttraining

Übung	Satz	1	2	3	4	5	6	7
	Wiederholungen							
	Gewicht							
	Wiederholungen							
	Gewicht							
	Wiederholungen							
	Gewicht							
	Wiederholungen							
	Gewicht							
	Wiederholungen							
	Gewicht							
	Wiederholungen							
	Gewicht							
	Wiederholungen							
	Gewicht							
	Wiederholungen							
	Gewicht							

Herz

Übung	Kalorien	Distanz	Zeit

Wasseraufnahme _____

Abkühlen _____

Gefühl ☆☆☆☆☆

Anmerkungen

Ziele für heute _____ Ⓜ Ⓓ Ⓜ Ⓓ Ⓕ Ⓢ Ⓢ

Fokus auf
Muskelgruppe _____ Gewicht _____ Datum/Zeit_____

Strecken ◯ **Sich warm laufen** _____

Krafttraining

Übung	Satz	1	2	3	4	5	6	7
	Wiederholungen							
	Gewicht							
	Wiederholungen							
	Gewicht							
	Wiederholungen							
	Gewicht							
	Wiederholungen							
	Gewicht							
	Wiederholungen							
	Gewicht							
	Wiederholungen							
	Gewicht							
	Wiederholungen							
	Gewicht							
	Wiederholungen							
	Gewicht							

Herz

Übung	Kalorien	Distanz	Zeit

Wasseraufnahme _____

Abkühlen _____

Gefühl ☆☆☆☆☆

Anmerkungen

┌─────────────────────────────────┐
│   │
│   │
│   │
│   │
└─────────────────────────────────┘

Ziele für heute _____ Ⓜ Ⓓ Ⓜ Ⓓ Ⓕ Ⓢ Ⓢ

Fokus auf
Muskelgruppe _____ Gewicht _____ Datum/Zeit _____

Strecken ◯ Sich warm laufen _____

Krafttraining

Übung	Satz	1	2	3	4	5	6	7
	Wiederholungen							
	Gewicht							
	Wiederholungen							
	Gewicht							
	Wiederholungen							
	Gewicht							
	Wiederholungen							
	Gewicht							
	Wiederholungen							
	Gewicht							
	Wiederholungen							
	Gewicht							
	Wiederholungen							
	Gewicht							
	Wiederholungen							
	Gewicht							

Herz

Übung	Kalorien	Distanz	Zeit

Wasseraufnahme _____

Abkühlen _____

Gefühl ☆☆☆☆☆

Anmerkungen

Ziele für heute _____ (M) (D) (M) (D) (F) (S) (S)

Fokus auf
Muskelgruppe _____ Gewicht _____ Datum/Zeit _____

Strecken ◯ Sich warm laufen _____

Krafttraining

Übung	Satz	1	2	3	4	5	6	7
	Wiederholungen							
	Gewicht							
	Wiederholungen							
	Gewicht							
	Wiederholungen							
	Gewicht							
	Wiederholungen							
	Gewicht							
	Wiederholungen							
	Gewicht							
	Wiederholungen							
	Gewicht							
	Wiederholungen							
	Gewicht							
	Wiederholungen							
	Gewicht							

Herz

Übung	Kalorien	Distanz	Zeit

Wasseraufnahme _____

Abkühlen _____

Gefühl ☆☆☆☆☆

Anmerkungen

Ziele für heute _____ Ⓜ Ⓓ Ⓜ Ⓓ Ⓕ Ⓢ Ⓢ

Fokus auf
Muskelgruppe _____ Gewicht _____ Datum/Zeit _____
Strecken ◯ Sich warm laufen _____

Krafttraining

Übung	Satz	1	2	3	4	5	6	7
	Wiederholungen							
	Gewicht							
	Wiederholungen							
	Gewicht							
	Wiederholungen							
	Gewicht							
	Wiederholungen							
	Gewicht							
	Wiederholungen							
	Gewicht							
	Wiederholungen							
	Gewicht							
	Wiederholungen							
	Gewicht							
	Wiederholungen							
	Gewicht							

Herz

Übung

	Kalorien	Distanz	Zeit

Wasseraufnahme _____

Abkühlen _____

Gefühl ☆☆☆☆☆

Anmerkungen

Ziele für heute_____ (M) (D) (M) (D) (F) (S) (S)

Fokus auf
Muskelgruppe _____ Gewicht _____ Datum/Zeit_____
Strecken ◯ Sich warm laufen _____

Krafttraining

Übung	Satz	1	2	3	4	5	6	7
	Wiederholungen							
	Gewicht							
	Wiederholungen							
	Gewicht							
	Wiederholungen							
	Gewicht							
	Wiederholungen							
	Gewicht							
	Wiederholungen							
	Gewicht							
	Wiederholungen							
	Gewicht							
	Wiederholungen							
	Gewicht							
	Wiederholungen							
	Gewicht							

Herz

Übung	Kalorien	Distanz	Zeit

Wasseraufnahme _____

Abkühlen _____

Gefühl ☆☆☆☆☆

Anmerkungen

Ziele für heute _____ Ⓜ Ⓓ Ⓜ Ⓓ Ⓕ Ⓢ Ⓢ

Fokus auf
Muskelgruppe _____ Gewicht _____ Datum/Zeit _____
Strecken ◯ Sich warm laufen _____

Krafttraining

Übung	Satz	1	2	3	4	5	6	7
	Wiederholungen							
	Gewicht							
	Wiederholungen							
	Gewicht							
	Wiederholungen							
	Gewicht							
	Wiederholungen							
	Gewicht							
	Wiederholungen							
	Gewicht							
	Wiederholungen							
	Gewicht							
	Wiederholungen							
	Gewicht							
	Wiederholungen							
	Gewicht							

Herz

Übung	Kalorien	Distanz	Zeit

Wasseraufnahme _____

Abkühlen _____

Gefühl ☆☆☆☆☆

Anmerkungen

Ziele für heute _____ (M) (D) (M) (D) (F) (S) (S)

Fokus auf
Muskelgruppe _____ Gewicht _____ Datum/Zeit _____

Strecken ◯ Sich warm laufen _____

Krafttraining

Übung	Satz	1	2	3	4	5	6	7
	Wiederholungen							
	Gewicht							
	Wiederholungen							
	Gewicht							
	Wiederholungen							
	Gewicht							
	Wiederholungen							
	Gewicht							
	Wiederholungen							
	Gewicht							
	Wiederholungen							
	Gewicht							
	Wiederholungen							
	Gewicht							
	Wiederholungen							
	Gewicht							

Herz

Übung	Kalorien	Distanz	Zeit

Wasseraufnahme _____

Abkühlen _____

Gefühl ☆☆☆☆☆

Anmerkungen

Ziele für heute _____ Ⓜ Ⓓ Ⓜ Ⓓ Ⓕ Ⓢ Ⓢ

Fokus auf
Muskelgruppe _____ Gewicht _____ Datum/Zeit_____

Strecken ◯ Sich warm laufen _____

Krafttraining

Übung	Satz	1	2	3	4	5	6	7
	Wiederholungen							
	Gewicht							
	Wiederholungen							
	Gewicht							
	Wiederholungen							
	Gewicht							
	Wiederholungen							
	Gewicht							
	Wiederholungen							
	Gewicht							
	Wiederholungen							
	Gewicht							
	Wiederholungen							
	Gewicht							
	Wiederholungen							
	Gewicht							

Herz

Übung	Kalorien	Distanz	Zeit

Wasseraufnahme _____

Abkühlen _____

Gefühl ☆☆☆☆☆

Anmerkungen

Ziele für heute _____ (M) (D) (M) (D) (F) (S) (S)

Fokus auf
Muskelgruppe _____ Gewicht _____ Datum/Zeit _____

Strecken ◯ Sich warm laufen _____

Krafttraining

Übung	Satz	1	2	3	4	5	6	7
	Wiederholungen							
	Gewicht							
	Wiederholungen							
	Gewicht							
	Wiederholungen							
	Gewicht							
	Wiederholungen							
	Gewicht							
	Wiederholungen							
	Gewicht							
	Wiederholungen							
	Gewicht							
	Wiederholungen							
	Gewicht							
	Wiederholungen							
	Gewicht							

Herz

Übung	Kalorien	Distanz	Zeit

Wasseraufnahme _____

Abkühlen _____

Gefühl ☆☆☆☆☆

Anmerkungen

Ziele für heute _____ Ⓜ Ⓓ Ⓜ Ⓓ Ⓕ Ⓢ Ⓢ

Fokus auf Muskelgruppe _____ Gewicht _____ Datum/Zeit _____

Strecken ◯ Sich warm laufen _____

Krafttraining

Übung	Satz	1	2	3	4	5	6	7
	Wiederholungen							
	Gewicht							
	Wiederholungen							
	Gewicht							
	Wiederholungen							
	Gewicht							
	Wiederholungen							
	Gewicht							
	Wiederholungen							
	Gewicht							
	Wiederholungen							
	Gewicht							
	Wiederholungen							
	Gewicht							
	Wiederholungen							
	Gewicht							

Herz

Übung	Kalorien	Distanz	Zeit

Wasseraufnahme _____

Abkühlen _____

Gefühl ☆☆☆☆☆

Anmerkungen

Ziele für heute _____ (M) (D) (M) (D) (F) (S) (S)

Fokus auf
Muskelgruppe _____ Gewicht _____ Datum/Zeit _____
Strecken ◯ Sich warm laufen _____

Krafttraining

Übung	Satz	1	2	3	4	5	6	7
	Wiederholungen							
	Gewicht							
	Wiederholungen							
	Gewicht							
	Wiederholungen							
	Gewicht							
	Wiederholungen							
	Gewicht							
	Wiederholungen							
	Gewicht							
	Wiederholungen							
	Gewicht							
	Wiederholungen							
	Gewicht							
	Wiederholungen							
	Gewicht							

Herz

Übung	Kalorien	Distanz	Zeit

Wasseraufnahme _____

Abkühlen _____

Gefühl ☆☆☆☆☆

Anmerkungen

Ziele für heute _____ (M) (D) (M) (D) (F) (S) (S)

Fokus auf
Muskelgruppe _____ Gewicht _____ Datum/Zeit _____

Strecken ◯ **Sich warm laufen** _____

Krafttraining

Übung	Satz	1	2	3	4	5	6	7
	Wiederholungen							
	Gewicht							
	Wiederholungen							
	Gewicht							
	Wiederholungen							
	Gewicht							
	Wiederholungen							
	Gewicht							
	Wiederholungen							
	Gewicht							
	Wiederholungen							
	Gewicht							
	Wiederholungen							
	Gewicht							
	Wiederholungen							
	Gewicht							

Herz

Übung	Kalorien	Distanz	Zeit

Wasseraufnahme _____

Abkühlen _____

Gefühl ☆☆☆☆☆

Anmerkungen

Ziele für heute_____ Ⓜ Ⓓ Ⓜ Ⓓ Ⓕ Ⓢ Ⓢ

Fokus auf
Muskelgruppe _____ Gewicht _____ Datum/Zeit_____

Strecken ◯ Sich warm laufen _____

Krafttraining

Übung	Satz	1	2	3	4	5	6	7
	Wiederholungen							
	Gewicht							
	Wiederholungen							
	Gewicht							
	Wiederholungen							
	Gewicht							
	Wiederholungen							
	Gewicht							
	Wiederholungen							
	Gewicht							
	Wiederholungen							
	Gewicht							
	Wiederholungen							
	Gewicht							
	Wiederholungen							
	Gewicht							

Herz

Übung	Kalorien	Distanz	Zeit

Wasseraufnahme _____

Abkühlen _____

Gefühl ☆☆☆☆☆

Anmerkungen

Ziele für heute _____ M D M D F S S

Fokus auf
Muskelgruppe _____ Gewicht _____ Datum/Zeit _____

Strecken ◯ Sich warm laufen _____

Krafttraining

Übung	Satz	1	2	3	4	5	6	7
	Wiederholungen							
	Gewicht							
	Wiederholungen							
	Gewicht							
	Wiederholungen							
	Gewicht							
	Wiederholungen							
	Gewicht							
	Wiederholungen							
	Gewicht							
	Wiederholungen							
	Gewicht							
	Wiederholungen							
	Gewicht							
	Wiederholungen							
	Gewicht							

Herz

Übung	Kalorien	Distanz	Zeit

Wasseraufnahme _____

Abkühlen _____

Gefühl ☆☆☆☆☆

Anmerkungen

Ziele für heute_____ (M) (D) (M) (D) (F) (S) (S)

Fokus auf
Muskelgruppe _____Gewicht _____Datum/Zeit_____
Strecken ◯ Sich warm laufen _____

Krafttraining

Übung	Satz	1	2	3	4	5	6	7
	Wiederholungen							
	Gewicht							
	Wiederholungen							
	Gewicht							
	Wiederholungen							
	Gewicht							
	Wiederholungen							
	Gewicht							
	Wiederholungen							
	Gewicht							
	Wiederholungen							
	Gewicht							
	Wiederholungen							
	Gewicht							
	Wiederholungen							
	Gewicht							

Herz

Übung	Kalorien	Distanz	Zeit

Wasseraufnahme _____

Abkühlen _____

Gefühl ☆☆☆☆☆

Anmerkungen

Ziele für heute _____ (M) (D) (M) (D) (F) (S) (S)

Fokus auf
Muskelgruppe _____ Gewicht _____ Datum/Zeit _____
Strecken ◯ Sich warm laufen _____

Krafttraining

Übung	Satz	1	2	3	4	5	6	7
	Wiederholungen							
	Gewicht							
	Wiederholungen							
	Gewicht							
	Wiederholungen							
	Gewicht							
	Wiederholungen							
	Gewicht							
	Wiederholungen							
	Gewicht							
	Wiederholungen							
	Gewicht							
	Wiederholungen							
	Gewicht							
	Wiederholungen							
	Gewicht							

Herz

Übung	Kalorien	Distanz	Zeit

Wasseraufnahme _____

Abkühlen _____

Gefühl ☆☆☆☆☆

Anmerkungen

Ziele für heute _____ (M) (D) (M) (D) (F) (S) (S)

Fokus auf
Muskelgruppe _____ Gewicht _____ Datum/Zeit_____

Strecken ◯ Sich warm laufen _____

Krafttraining

Übung	Satz	1	2	3	4	5	6	7
	Wiederholungen							
	Gewicht							
	Wiederholungen							
	Gewicht							
	Wiederholungen							
	Gewicht							
	Wiederholungen							
	Gewicht							
	Wiederholungen							
	Gewicht							
	Wiederholungen							
	Gewicht							
	Wiederholungen							
	Gewicht							
	Wiederholungen							
	Gewicht							

Herz

Übung	Kalorien	Distanz	Zeit

Wasseraufnahme _____

Abkühlen _____

Gefühl ☆☆☆☆☆

Anmerkungen

Ziele für heute _____ Ⓜ Ⓓ Ⓜ Ⓓ Ⓕ Ⓢ Ⓢ

Fokus auf
Muskelgruppe _____ Gewicht _____ Datum/Zeit _____

Strecken ◯ Sich warm laufen _____

Krafttraining

Übung	Satz	1	2	3	4	5	6	7
	Wiederholungen							
	Gewicht							
	Wiederholungen							
	Gewicht							
	Wiederholungen							
	Gewicht							
	Wiederholungen							
	Gewicht							
	Wiederholungen							
	Gewicht							
	Wiederholungen							
	Gewicht							
	Wiederholungen							
	Gewicht							
	Wiederholungen							
	Gewicht							

Herz

Übung	Kalorien	Distanz	Zeit

Wasseraufnahme _____

Abkühlen _____

Gefühl ☆☆☆☆☆

Anmerkungen

Ziele für heute _____ Ⓜ Ⓓ Ⓜ Ⓓ Ⓕ Ⓢ Ⓢ

Fokus auf
Muskelgruppe _____ Gewicht _____ Datum/Zeit _____
Strecken ◯ Sich warm laufen _____

Krafttraining

Übung	Satz	1	2	3	4	5	6	7
	Wiederholungen							
	Gewicht							
	Wiederholungen							
	Gewicht							
	Wiederholungen							
	Gewicht							
	Wiederholungen							
	Gewicht							
	Wiederholungen							
	Gewicht							
	Wiederholungen							
	Gewicht							
	Wiederholungen							
	Gewicht							
	Wiederholungen							
	Gewicht							

Herz

Übung	Kalorien	Distanz	Zeit

Wasseraufnahme _____

Abkühlen _____

Gefühl ☆☆☆☆☆

Anmerkungen

Ziele für heute _____ Ⓜ Ⓓ Ⓜ Ⓓ Ⓕ Ⓢ Ⓢ

Fokus auf
Muskelgruppe _____ Gewicht _____ Datum/Zeit_____

Strecken ◯ Sich warm laufen _____

Krafttraining

Übung	Satz	1	2	3	4	5	6	7
	Wiederholungen							
	Gewicht							
	Wiederholungen							
	Gewicht							
	Wiederholungen							
	Gewicht							
	Wiederholungen							
	Gewicht							
	Wiederholungen							
	Gewicht							
	Wiederholungen							
	Gewicht							
	Wiederholungen							
	Gewicht							
	Wiederholungen							
	Gewicht							

Herz

Übung	Kalorien	Distanz	Zeit

Wasseraufnahme _____

Abkühlen _____

Gefühl ☆☆☆☆☆

Anmerkungen

Ziele für heute _____ Ⓜ Ⓓ Ⓜ Ⓓ Ⓕ Ⓢ Ⓢ

Fokus auf
Muskelgruppe _____ Gewicht _____ Datum/Zeit _____
Strecken ◯ Sich warm laufen _____

Krafttraining

Übung	Satz	1	2	3	4	5	6	7
	Wiederholungen							
	Gewicht							
	Wiederholungen							
	Gewicht							
	Wiederholungen							
	Gewicht							
	Wiederholungen							
	Gewicht							
	Wiederholungen							
	Gewicht							
	Wiederholungen							
	Gewicht							
	Wiederholungen							
	Gewicht							
	Wiederholungen							
	Gewicht							

Herz

Übung	Kalorien	Distanz	Zeit

Wasseraufnahme _____

Abkühlen _____

Gefühl ☆☆☆☆☆

Anmerkungen

Ziele für heute _____ Ⓜ Ⓓ Ⓜ Ⓓ Ⓕ Ⓢ Ⓢ

Fokus auf
Muskelgruppe _____ Gewicht _____ Datum/Zeit _____
Strecken ◯ Sich warm laufen _____

Krafttraining

Übung	Satz	1	2	3	4	5	6	7
	Wiederholungen							
	Gewicht							
	Wiederholungen							
	Gewicht							
	Wiederholungen							
	Gewicht							
	Wiederholungen							
	Gewicht							
	Wiederholungen							
	Gewicht							
	Wiederholungen							
	Gewicht							
	Wiederholungen							
	Gewicht							
	Wiederholungen							
	Gewicht							

Herz

Übung	Kalorien	Distanz	Zeit

Wasseraufnahme _____

Abkühlen _____

Gefühl ☆☆☆☆☆

Anmerkungen

Ziele für heute_____ (M) (D) (M) (D) (F) (S) (S)

Fokus auf
Muskelgruppe _____ Gewicht _____ Datum/Zeit_____

Strecken ○ Sich warm laufen _____

Krafttraining

Übung	Satz	1	2	3	4	5	6	7
	Wiederholungen							
	Gewicht							
	Wiederholungen							
	Gewicht							
	Wiederholungen							
	Gewicht							
	Wiederholungen							
	Gewicht							
	Wiederholungen							
	Gewicht							
	Wiederholungen							
	Gewicht							
	Wiederholungen							
	Gewicht							
	Wiederholungen							
	Gewicht							

Herz

Übung

	Kalorien	Distanz	Zeit

Wasseraufnahme _____

Abkühlen _____

Gefühl ☆☆☆☆☆

Anmerkungen

Ziele für heute _____ Ⓜ Ⓓ Ⓜ Ⓓ Ⓕ Ⓢ Ⓢ

Fokus auf
Muskelgruppe _____ Gewicht _____ Datum/Zeit _____

Strecken ◯ Sich warm laufen _____

Krafttraining

Übung	Satz	1	2	3	4	5	6	7
	Wiederholungen							
	Gewicht							
	Wiederholungen							
	Gewicht							
	Wiederholungen							
	Gewicht							
	Wiederholungen							
	Gewicht							
	Wiederholungen							
	Gewicht							
	Wiederholungen							
	Gewicht							
	Wiederholungen							
	Gewicht							
	Wiederholungen							
	Gewicht							

Herz

Übung	Kalorien	Distanz	Zeit

Wasseraufnahme _____

Abkühlen _____

Gefühl ☆☆☆☆☆

Anmerkungen

Ziele für heute _____ (M) (D) (M) (D) (F) (S) (S)

Fokus auf
Muskelgruppe _____ Gewicht _____ Datum/Zeit _____

Strecken ◯ Sich warm laufen _____

Krafttraining

Übung	Satz	1	2	3	4	5	6	7
	Wiederholungen							
	Gewicht							
	Wiederholungen							
	Gewicht							
	Wiederholungen							
	Gewicht							
	Wiederholungen							
	Gewicht							
	Wiederholungen							
	Gewicht							
	Wiederholungen							
	Gewicht							
	Wiederholungen							
	Gewicht							
	Wiederholungen							
	Gewicht							

Herz

Übung	Kalorien	Distanz	Zeit

Wasseraufnahme _____

Abkühlen _____

Gefühl ☆☆☆☆☆

Anmerkungen

Ziele für heute _____ Ⓜ Ⓓ Ⓜ Ⓓ Ⓕ Ⓢ Ⓢ

Fokus auf
Muskelgruppe _____ Gewicht _____ Datum/Zeit_____

Strecken ◯ Sich warm laufen _____

Krafttraining

Übung	Satz	1	2	3	4	5	6	7
	Wiederholungen							
	Gewicht							
	Wiederholungen							
	Gewicht							
	Wiederholungen							
	Gewicht							
	Wiederholungen							
	Gewicht							
	Wiederholungen							
	Gewicht							
	Wiederholungen							
	Gewicht							
	Wiederholungen							
	Gewicht							
	Wiederholungen							
	Gewicht							

Herz

Übung	Kalorien	Distanz	Zeit

Wasseraufnahme _____

Abkühlen _____

Gefühl ☆☆☆☆☆

Anmerkungen

Ziele für heute _____ Ⓜ Ⓓ Ⓜ Ⓓ Ⓕ Ⓢ Ⓢ

Fokus auf
Muskelgruppe _____ Gewicht _____ Datum/Zeit _____

Strecken ◯ Sich warm laufen _____

Krafttraining

Übung	Satz	1	2	3	4	5	6	7
	Wiederholungen							
	Gewicht							
	Wiederholungen							
	Gewicht							
	Wiederholungen							
	Gewicht							
	Wiederholungen							
	Gewicht							
	Wiederholungen							
	Gewicht							
	Wiederholungen							
	Gewicht							
	Wiederholungen							
	Gewicht							
	Wiederholungen							
	Gewicht							

Herz

Übung	Kalorien	Distanz	Zeit

Wasseraufnahme _____

Abkühlen _____

Gefühl ☆☆☆☆☆

Anmerkungen

Ziele für heute _____ (M) (D) (M) (D) (F) (S) (S)

Fokus auf
Muskelgruppe _____ Gewicht _____ Datum/Zeit _____

Strecken ◯ Sich warm laufen _____

Krafttraining

Übung	Satz	1	2	3	4	5	6	7
	Wiederholungen							
	Gewicht							
	Wiederholungen							
	Gewicht							
	Wiederholungen							
	Gewicht							
	Wiederholungen							
	Gewicht							
	Wiederholungen							
	Gewicht							
	Wiederholungen							
	Gewicht							
	Wiederholungen							
	Gewicht							
	Wiederholungen							
	Gewicht							

Herz

Übung	Kalorien	Distanz	Zeit

Wasseraufnahme _____

Abkühlen _____

Gefühl ☆☆☆☆☆

Anmerkungen

Ziele für heute _____ Ⓜ Ⓓ Ⓜ Ⓓ Ⓕ Ⓢ Ⓢ

Fokus auf
Muskelgruppe _____ Gewicht _____ Datum/Zeit _____
Strecken ◯ Sich warm laufen _____

Krafttraining

Übung	Satz	1	2	3	4	5	6	7
	Wiederholungen							
	Gewicht							
	Wiederholungen							
	Gewicht							
	Wiederholungen							
	Gewicht							
	Wiederholungen							
	Gewicht							
	Wiederholungen							
	Gewicht							
	Wiederholungen							
	Gewicht							
	Wiederholungen							
	Gewicht							
	Wiederholungen							
	Gewicht							

Herz

Übung	Kalorien	Distanz	Zeit

Wasseraufnahme _____

Abkühlen _____

Gefühl ☆☆☆☆☆

Anmerkungen

Ziele für heute _____ (M) (D) (M) (D) (F) (S) (S)

Fokus auf
Muskelgruppe _____ Gewicht _____ Datum/Zeit _____

Strecken ◯ Sich warm laufen _____

Krafttraining

Übung	Satz	1	2	3	4	5	6	7
	Wiederholungen							
	Gewicht							
	Wiederholungen							
	Gewicht							
	Wiederholungen							
	Gewicht							
	Wiederholungen							
	Gewicht							
	Wiederholungen							
	Gewicht							
	Wiederholungen							
	Gewicht							
	Wiederholungen							
	Gewicht							
	Wiederholungen							
	Gewicht							

Herz

Übung	Kalorien	Distanz	Zeit

Wasseraufnahme _____

Abkühlen _____

Gefühl ☆☆☆☆☆

Anmerkungen

[ ]

Ziele für heute_____ (M) (D) (M) (D) (F) (S) (S)

Fokus auf
Muskelgruppe _____Gewicht _____Datum/Zeit_____

Strecken ◯ Sich warm laufen _____

Krafttraining

Übung	Satz	1	2	3	4	5	6	7
	Wiederholungen							
	Gewicht							
	Wiederholungen							
	Gewicht							
	Wiederholungen							
	Gewicht							
	Wiederholungen							
	Gewicht							
	Wiederholungen							
	Gewicht							
	Wiederholungen							
	Gewicht							
	Wiederholungen							
	Gewicht							
	Wiederholungen							
	Gewicht							

Herz

Übung	Kalorien	Distanz	Zeit

Wasseraufnahme _____

Abkühlen _____

Gefühl ☆☆☆☆☆

Anmerkungen

Ziele für heute _____ (M) (D) (M) (D) (F) (S) (S)

Fokus auf
Muskelgruppe _____ Gewicht _____ Datum/Zeit_____
Strecken ◯ Sich warm laufen _____

Krafttraining

Übung	Satz	1	2	3	4	5	6	7
	Wiederholungen							
	Gewicht							
	Wiederholungen							
	Gewicht							
	Wiederholungen							
	Gewicht							
	Wiederholungen							
	Gewicht							
	Wiederholungen							
	Gewicht							
	Wiederholungen							
	Gewicht							
	Wiederholungen							
	Gewicht							
	Wiederholungen							
	Gewicht							

Herz

Übung	Kalorien	Distanz	Zeit

Wasseraufnahme _____

Abkühlen _____

Gefühl ☆☆☆☆☆

Anmerkungen

Ziele für heute _____ (M) (D) (M) (D) (F) (S) (S)

Fokus auf
Muskelgruppe _____ Gewicht _____ Datum/Zeit _____
Strecken ◯ Sich warm laufen _____

Krafttraining

Übung	Satz	1	2	3	4	5	6	7
	Wiederholungen							
	Gewicht							
	Wiederholungen							
	Gewicht							
	Wiederholungen							
	Gewicht							
	Wiederholungen							
	Gewicht							
	Wiederholungen							
	Gewicht							
	Wiederholungen							
	Gewicht							
	Wiederholungen							
	Gewicht							
	Wiederholungen							
	Gewicht							

Herz

Übung	Kalorien	Distanz	Zeit

Wasseraufnahme _____

Abkühlen _____

Gefühl ☆☆☆☆☆

Anmerkungen

Ziele für heute _____ Ⓜ Ⓓ Ⓜ Ⓓ Ⓕ Ⓢ Ⓢ

Fokus auf
Muskelgruppe _____ Gewicht _____ Datum/Zeit _____

Strecken ◯ Sich warm laufen _____

Krafttraining

Übung	Satz	1	2	3	4	5	6	7
	Wiederholungen							
	Gewicht							
	Wiederholungen							
	Gewicht							
	Wiederholungen							
	Gewicht							
	Wiederholungen							
	Gewicht							
	Wiederholungen							
	Gewicht							
	Wiederholungen							
	Gewicht							
	Wiederholungen							
	Gewicht							
	Wiederholungen							
	Gewicht							

Herz

Übung	Kalorien	Distanz	Zeit

Wasseraufnahme _____

Abkühlen _____

Gefühl ☆☆☆☆☆

Anmerkungen

www.ingramcontent.com/pod-product-compliance
Lightning Source LLC
Chambersburg PA
CBHW070539030426
42337CB00016B/2266